GYMNASES MÉDICAUX

ET

ORTHOPÉDIQUES,

Fondés et Dirigés

Par Mme MASSON DE LA MALMAISON,

MEMBRE DE L'ATHÉNÉE DES ARTS, DES SCIENCES ET DES LETTRES DE PARIS,

ET SITUÉS :

A PARIS, rue de Cléry, 9 ;
A PASSY, rue Basse, 4 ;
A S^t.-DENIS, à la Maison royale de la Légion-d'Honneur.

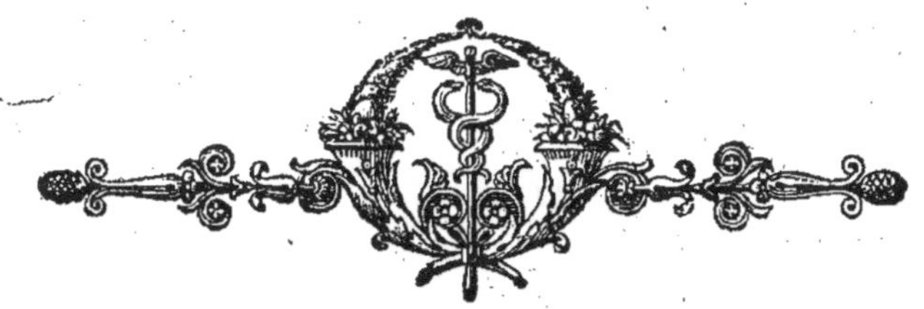

PARIS,

IMPRRIMERIE DE A. HENRY, RUE GIT-LE-COEUR, 8 ;

1835.

GYMNASES MÉDICAUX

ET

ORTHOPÉDIQUES.

GYMNASES MÉDICAUX

ET

ORTHOPÉDIQUES,

FONDÉS ET DIRIGÉS

PAR

Mme Masson de la Malmaison,

A PARIS,

A PASSY ET A SAINT-DENIS.

Paris,

Imprimerie de A. Henry, rue Git-le-Cœur, 8.

1835.

Gymnases Médicaux

ET

ORTHOPÉDIQUES.

Ces trois Établissemens, fondés et dirigés par une femme qui a passé toute sa vie dans la pratique des études utiles à la santé des personnes de son sexe, sont uniquement et exclusivement consacrés aux *demoiselles*, et à la guérison des déviations de la taille et des maladies qui les *précèdent*.

Cette guérison complète s'opère sans le secours des moyens violens de l'Orthopédie, et par un système de gymnastique toute spéciale, appropriée graduellement à chaque déviation en particulier. Ce système simple, naturel, toujours efficace, sans aucun danger, et dont la création, fruit d'une longue expérience, appartient à madame Masson de la Malmaison, ne s'applique qu'aux femmes seules dans ses établissemens, et par cela même, diffère entièrement des autres méthodes communes aux deux sexes, et généralement suivies dans tous les autres établissemens orthopédiques de la capitale.

SPÉCIALITÉ

DES TROIS ÉTABLISSEMENS.

Premier Établissement,

RUE DE CLÉRY.

L'Établissement de la rue de Cléry est ouvert tous les jours, pour les jeunes demoiselles, d'une heure à cinq.

La séance particulière, pour les jeunes dames, a lieu de dix heures du matin à midi.

Deux heures par jour d'exercices gymnastiques, mêlés à des soins hygiéniques ; quelques indications de la part de la Directrice, sa surveillance et ses avis pour la manière de coucher les jeunes filles chez leurs parens ; tels sont les moyens suffisans pour assurer graduellement, et par les moyens les plus doux , une guérison complète qui s'opère sous les yeux mêmes des mères ou des personnes qui les représentent, pendant la durée des séances.

La simplicité même de ces moyens de guérison a obtenu des cures remarquables , signalées à toute l'attention des familles par M. le docteur Tanchou et le célèbre Dupuytren. (*Voir à la fin du prospectus*).

Deuxième Etablissement,

A PASSY.

Madame Masson de la Malmaison a eu de fréquentes occasions de se convaincre que , si ses deux établissemens de Paris et de Saint-Denis pouvaient suffire aux familles de la capitale , et aux élèves de la Maison royale de la Légion-d'Honneur , ils laissaient encore à remplir une mission plus étendue et réclamée par un grand nombre de familles des provinces et de l'étranger. On sait que c'est le plus souvent dans l'âge de la puberté que les déviations de la taille, et surtout les maladies qui les précèdent et les décident, appellent une sollicitude de tous les instans, et c'est aussi à cet âge où l'éducation intellectuelle, morale et religieuse des jeunes filles, ne permet aucune négligence et aucun retard.

C'est donc pour concilier ces deux besoins importans de leur jeunesse, pour remplir dans toute son étendue, la haute mission de diriger à la fois leur santé et leurs études, et préparer ainsi utilement leur entrée dans le monde, avec tous les avantages physiques et intellectuels qui sont le premier intérêt et le juste orgueil des mères que, sur le conseil de *Dupuytren lui-même*, l'Établissement de Passy a été formé.

Cet Établissement, qui a mérité les plus honorables suffrages, est situé dans une jolie maison, remarquable par sa bonne tenue, son exposition salubre, l'air pur qu'on y respire, et même par sa solitude nécessaire au secret des familles. Un petit nombre de pensionnaires seulement, peuvent y être admises, y vivre comme en famille, s'y guérir sans aucune gêne, aucune torture, par le seul secours d'exercices gymnastiques appropriés aux besoins de chacune d'elles, et tout en continuant, sous une surveillance active, éclairée, et de tous les instans, les travaux qu'exige une excellente éducation, telle qu'on la reçoit dans les meilleures institutions de Paris. Cette surveillance est confiée à des dames seules, et enfin, pour ajouter une garantie nouvelle à toutes celles que l'Etablissement présente, et donner aux familles la tranquillité la plus complète, leur médecin particulier ou celui qu'elles désignent à la direction, est appelé chaque mois pour constater, par un rapport envoyé aux parens, les progrès que les jeunes personnes obtiennent du traitement doux et modéré qu'elles suivent sous les yeux et par les soins de madame Masson de la Malmaison elle-même.

Troisième Etablissement,

MAISON ROYALE DE St-DENIS.

La Maison royale de la Légion-d'Honneur, à Saint-Denis, où cinq cents jeunes filles sont élevées sous la haute protection du Gouvernement, réclamait un établissement spécial et consacré aux exercices gymnastiques si nécessaires pour développer le physique et le moral de cette nombreuse jeunesse. Honorée de la confiance de M. le maréchal Macdonald, Grand-Chancelier de la Légion-d-Honneur, et heureuse d'être utile à tant d'honorables familles, madame Masson de la Malmaison a fondé, à ses frais, dans le local qui lui fut désigné, un Gymnase digne de sa destination et qui, de tout tems, a obtenu l'approbation et les encouragemens de madame la surintendante comtesse de Bourgbuing, de M. le docteur Allard, premier médecin de la Maison royale, et de MM. Tessier et Bourgeois, également médecins de cette maison. Les seules élèves de la Maison royale y sont admises moyennant la modique somme de 125 francs par an, compris le vêtement de laine indispensable pour faire les exercices. Toutes les précautions et soins hygiéniques sont prodigués aux jeunes filles ; et celles qui sont atteintes où menacées de quelques déviations dans la taille, sont soumises aux exercices spéciaux appropriés à leur genre de déviation.

Aux Mères de Famille.

Après avoir indiqué sommairement le but et la spécialité des trois Établissemens qu'elle a créés, madame Masson de la Malmaison se doit à elle-même, et à la réputation dont jouissent ses Établissemens, de justifier par quelques explications ses titres à la confiance des mères de famille.

Elle pense comme Dupuytren, que les mères de famille doivent se méfier des charlatans des deux sexes, et que c'est surtout dans l'Ortho-pédie que le charlatanisme peut employer des procédés ennuyeux, fatigans, et même quel-quefois effrayans.

Elle pense encore qu'une longue pratique est préférable à des théories spéculatrices.

Elle pense surtout que des femmes ignorantes sont inhabiles à diriger des établissemens gym-nastiques et orthopédiques.

Aussi a-t-elle répondu à des médecins dont

l'habileté est incontestable, et qui lui ont fait l'honneur de venir visiter ses établissemens pour connaître les secrets de sa méthode, que ses secrets de femme sont bien simples et surtout bien compris de toutes les mères ; qu'ils consistent dans vingt-six ans d'études approfondies de la science anatomique, des maladies et des habitudes vicieuses qui deviennent la cause des déviations si communes maintenant parmi les jeunes personnes, habitudes et maladies que l'expérience d'une femme doit bien mieux deviner, connaître et guérir que tout le savoir de quelques hommes fort supérieurs peut être, mais naturellement étrangers à bien de petites investigations qui sont du domaine exclusif de notre sexe. Voilà tous nos secrets, et cette nouvelle manière de guérir les déviations rassure la tendre sollicitude des mères.

Ainsi, mères de famille, méfiez-vous bien des charlatans et des femmes ignorantes, des femmes ignorantes surtout ! C'était aussi le conseil de Dupuytren.

Maintenant, voici les titres de madame Masson de la Malmaison.

Elle a trois Établissemens dans lesquels elle

a fait de nombreuses cures attestées par les meilleurs médecins de la capitale, des provinces et de l'étranger;

Son système gymnastique a été approuvé par l'Académie de médecine et par plusieurs sociétés savantes;

Quoique femme, elle a l'honneur d'être membre de l'Athénée des arts, des sciences et des lettres de Paris;

Une médaille lui a été décernée en séance publique. Un rapport a été fait sur un de ses Établissemens, et voici en quels termes s'expriment quelques passages de ce rapport : ...

« Nous pensons que cet Établissement *qui
» est le seul dans son genre*, mérite toute la
» publicité possible par son utilité, et que l'au-
» teur pourra se glorifier d'avoir fait une dé-
» couverte précieuse pour l'humanité.

» Vos commissaires, Messieurs, ont été visiter
» d'autres gymnases de la capitale, ils y ont
» mis la plus srupuleuse attention, et ils pensent
» que ces Établissemens ne peuvent pas être
» comparés à celui de madame Masson de la
» Malmaison, parce que le sien est spécial *pour*

» *les demoiselles , que ses machines* sont con-
» fectionnées pour ce *sexe seulement*, que les
» moyens qu'elle emploie sont plus doux et
» plus appropriés à la délicatesse des jeunes
» personnes qui sont soumises à sa gymnas-
» tique; de plus, qu'il y a perfectionnement
» pour certaines machines, et invention pour
» d'autres.

» En conséquence de la *supériorité* de l'Établis-
» sement de madame Masson de la Malmaison,
» votre Commission vous propose de lui accor-
» der :

» 1°. L'impression du présent Rapport dans
» vos annales ;

» 2°. La médaille comme récompense des idées
» utiles. »

Signé, LE MARE, BOURGEOIS,
DOCTEURS-MÉDECINS.

Paris, le 24 décembre 1852.

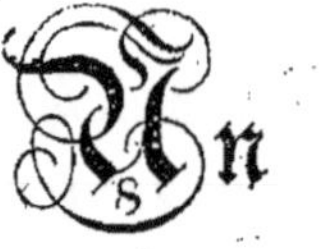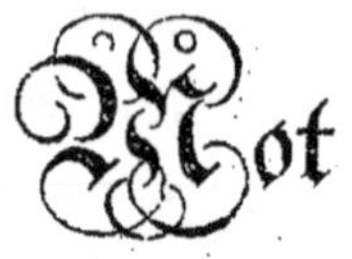

Un Mot

SUR LES AVANTAGES DE LA GYMNASTIQUE SPÉCIALE

APPROPRIÉE

Aux différentes déviations de la taille et aux maladies
qui les précèdent.

Par M. le Docteur TANCHOU,

(Extrait de la Gazette des Hôpitaux civils et militaires.)

Il existe dans la capitale un grand nombre
d'Établissemens consacrés à la Gymnastique et
à l'Orthopédie; mais les uns ne font que de la
gymnastique générale, et ces exercices ne
sont propres qu'aux enfans dont la santé est
robuste; et les autres n'emploient l'Orthopédie
qu'avec des tortures qui ont, le plus souvent,
un grave danger pour les malades.

Madame Masson de la Malmaison est, à Paris,
la seule femme qui, par suite de vingt-six ans
d'études approfondies, et de succès obtenus
dans les trois Établissemens qu'elle a créés, soit
parvenue à perfectionner un système tout nou-
veau, et dont les heureux effets sont restés un

secret pour les imitateurs qui , sous divers pré-
textes , sont venus les étudier dans les Établissemens de madame Masson. Ce système con-
siste dans une gymnastique toute spéciale qui ,
appliquée aux déviations de la taille des jeunes
personnes et aux diverses maladies qui les précèdent, guérit les uns et les autres sans le secours violent des lits orthopédiques.

La supériorité de la méthode de madame
Masson est telle , que M. le maréchal Macdonald , après un double et complet examen fait
par lui-même et par M. le docteur Allard ,
premier médecin de la Maison royale de Saint-
Denis, a autorisé cette Dame, à fonder dans cette
maison , le beau Gymnase qu'elle y dirige de-
puis long-tems , et que le célèbre Dupuytren
disait , peu de jours avant sa mort, à une dame
qui le consultait pour savoir où elle devait
conduire sa fille menacée d'une déviation :
« Allez chez madame Masson, rue de Cléry, n° 9,
c'est une dame simple, savante, et restée mo-
deste dans sa supériorité ; n'allez que là , c'est
le conseil d'un mourant. »

Enfin, le docteur Tanchou , après avoir énu-
méré tous les avantages qu'on obtient par les
exercices bien dirigés , et les moyens ingénieux

et salutaires de madame Masson, rappelle deux cures remarquables qu'il a vu faire sur deux jeunes malades, ses clientes, dans le premier Établissement de cette Dame, rue de Cléry, n° 9; voici ces faits tels que les rapporte M. Tanchou lui-même.

« Une jeune personne de douze ans, avait une douleur qui s'était fixée sur la clavicule droite; l'extrémité sternale de cet os paraissait gonflée. Malgré les remèdes de toute espèce, le mal avait persisté; les bains de vapeur l'avaient même augmenté. Les exercices gymnastiques, essayés avec quelques craintes et beaucoup de précautions dans l'établissement de madame Masson, rue de Cléry, n° 9, eurent les plus heureux résultats. Mais le fait le plus remarquable des bienfaits de la gymnastique, ajoute le docteur, est celui que je vais citer : mademoiselle M***, fille de M. J*** de la Commission des hôpitaux de Paris, eut, en 1832, la rougeole, acoompagnée d'une vive irritation de la membrane muqueuse pulmonaire. Malgré mes soins aidés des avis de M. Baffos, de graves accidens se déclarèrent; le professeur Chomel m'assista aussi de ses conseils. Mademoiselle M***, se rétablit; mais la côte de la poitrine s'affaissa bientôt, et l'année dernière , la taille de cette jeune personne commençait à se tourner ; de plus , sa santé était faible et s'altérait facilement. Au commencement du printems dernier , je conseillai la gymnastique.

» La malade fut conduite chez madame Masson, rue de Cléry, où on l'a vue pendant huit mois, s'exercer sur toutes les machines appropriées à son genre de déviation , et aujourd'hui , la taille de cette jeune fille est redressée et sa santé est parfaite. »

Le troisième Etablissement de madame Masson de la Malmaison , destiné à recevoir des pensionnaires , et à remplir ainsi une mission encore plus étendue que celle qui est l'objet des Gymnases de la rue de Cléry et de la maison royale de Saint-Denis , est situé à Passy, rue Basse , n° 4 , et dans le site le plus agréable et le plus salutaire à la santé des jeunes personnes.

M. Dupuytren recommandait aussi aux mères de famille, l'Établissement de Passy.

HYDRATE AROMATIQUE

ET

POMMADE BALSAMIQUE

Pour des Frictions fortifiantes et par le massage du corps,
avant les Exercices gymnastiques. L'emploi journalier
en est fort utile et très-salutaire à toutes
les personnes faibles dont le sang
ne circule pas, et d'un
tempérament
lympha-
tique,

DE LA COMPOSITION

DE

Madame Masson de la Malmaison,

Membre de l'Athénée des Arts, des Sciences et des Lettres.

——

C'est dans les trois Gymnases médicaux et orthopédiques fondés et dirigés par madame Masson de la Malmaison ;

A Saint-Denis, dans la Maison royale de la Légion-d'Honneur,

A Paris, rue de Cléry, n° 9, quartier Montmartre,

A Passy, rue Basse, n° 4, près Paris, que

madame Masson a été à même de constater les salutaires effets de ses compositions, dont les seuls dépôts se trouvent dans deux de ses Établissemens, rue Cléry, n° 9, à Paris, de midi à cinq heures, et à Passy, rue Basse, n° 4, toute la journée.

Le prix du flacon d'Hydrate et du pot de pommade est de 3 fr.

NOTA. Les Demandes de la province et de l'étranger doivent être affranchies.

Tous les flacons sont revêtus du cachet de l'Auteur.

AVIS

Sur l'utilité de la Pommade Balsamique

ET DE L'HYDRATE AROMATIQUE,

Employés pour les Frictions, pour le Massage du corps,

ET AVANT LES

Exercices Gymnastiques.

L'emploi journalier en est aussi fort utile à toutes les personnes faibles dont le sang ne circule pas, et d'un tempéramment lymphatique.

———

Je retire journellement de la Gymnastique les plus heureux effets, et je les dois à l'habitude de masser et frictionner la colonne dorsale des personnes qui me sont confiées. Je les frictionne même partout le corps, quand les maladies qui précèdent leur déviation tiennent au rachitisme, au scrophule, aux pâles couleurs et à la non circulation du sang; et c'est toujours avec le plus grand succès que je me suis servie de la *Pommade Balsamique* et de l'*Hydrate Aromatique.*

J'indiquerai en peu de mots le changement

qui s'opère pendant cette double opération, dans toutes les parties qui constituent cette tige osseuse affaiblie ou déviée.

Les muscles et les ligamens, qui meuvent et maintiennent les vertèbres et les côtes dans leur position respective, reprennent de la souplesse; la circulation des humeurs qui empâtent ces organes, redevient plus libre, plus facile; et les fibres de ceux-ci étant imprégnées des principes qui composent ces deux préparations, tendent peu à peu, en reprenant leurs forces, à se dégager des obstacles qui s'opposent à leur libre action; tels sont les effets, je dirai miraculeux, que produisent sur ces parties le massage et les frictions.

Les expériences nombreuses que j'ai faites à cet égard, m'ont constamment démontré qu'il n'y avait pas de meilleur moyen pour hâter la guérison des déviations de la taille, et fortifier la santé des personnes faibles et débiles.

La *Pommade Balsamique* et l'*Hydrate Aromatique* sont également utiles aux personnes d'une vie sédentaire, et qui ont besoin d'activer leur sang par la friction et le massage; pour les personnes faibles et celles qui ont le tempérament lymphathique; c'est donc dans un but d'utilité générale que j'ai dû me décider à faire connaître cette composition si favorable à la santé d'un si grand nombre de personnes des deux sexes. Que cette méthode, qui obtient tous les jours tant d'heureux résultats dans mes trois Établissemens, soit mise en pratique au dehors, et je crois que j'aurai rendu de grands services à l'humanité.

MANIÈRE D'EMPLOYER LA POMMADE ET L'HYDRATE.

Pour employer la *Pommade Balsamique*, il faut en prendre gros comme une aveline ou grosse noisette pour chaque friction, l'étendre avec la main nue, sur toutes les parties faibles, sur tout le derrière du tronc, sur les gibosités, s'il en existe ; frotter et masser en même tems ces parties jusqu'à ce que la *Pommade* soit entièrement absorbée, et verser aussitôt après, sur les mêmes endroits, une soixantaine de gouttes de l'*Hydrate Aromatique*, que l'on fait pénétrer dans les chairs (toujours avec la main), par des frictions assez prolongées et répétées pour que la peau s'échauffe et rougisse.

A l'aide de ces précautions, on hâte d'une manière très-sensible, je le répète, la cure des déviations de la taille, et on fortifie toutes les constitutions faibles.

E. Masson de la Malmaison.

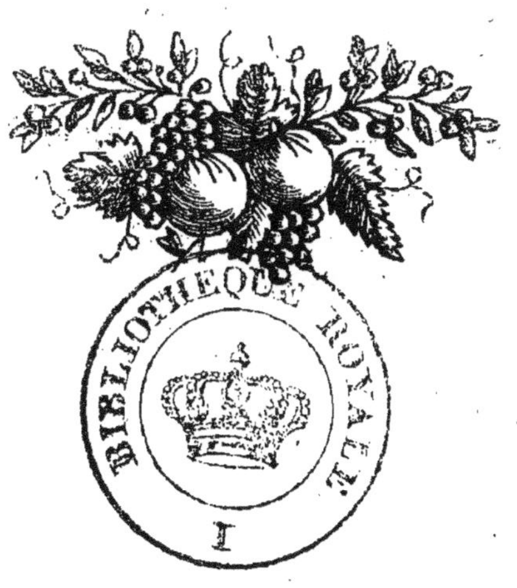

www.ingramcontent.com/pod-product-compliance
Lightning Source LLC
Chambersburg PA
CBHW060050090726
47597CB00012B/3548